AVIS

AUX PERSONNES DES DEUX SEXES.

Tous les jours ouvrables depuis neuf heures du matin jusqu'à quatre de l'après-midi, un Cabinet particulier de Consultation sur toutes les maladies et leur traitement est ouvert aux personnes des deux sexes, place de l'Ecole, nº 4, aboutissant à la rue de l'Arbre-Sec, attenant au quai de l'Ecole, quartier du Louvre, à Paris.

M. Le Pelletier, médecin-consultant, directeur de cet établissement, envoie aux personnes éloignées qui le demandent les médicamens spécifiques nécessaires au traitement et à la guérison des maux pour lesquels on a consulté, avec l'ordonnance ou instruction sur la manière facile d'en user, après que le prix en a été acquitté. (*Il ne reçoit que les lettres affranchies.*)

APERÇU

SUR L'EMPIRISME.

L'efficacité positif de l'art de guérir est dans la clarté et la simplicité de ses maximes, en même temps que dans la facile application de ses procédés médicinaux, qui sont d'autant plus dignes de la confiance universelle que les vertus salutaires de ces procédés sont prouvées par l'expérience. La médecine empirique est évidemment la bonne médecine, parce qu'elle n'admet que les remèdes expérimentés. Elle est la seule utile à l'homme. Le problème n'est pas d'expliquer les maladies, mais bien de les guérir. Les conseils du médecin empirique sont d'autant plus salutaires que ce médecin par excellence ordonne, prépare et administre sciemment de véritables remèdes. (*Voyez* l'ouvrage, pages 5, 6 et 7.)

JUGEMENT

CONTRE UN USAGE MODERNE

Qui frustre les malades de l'efficacité qu'ils attendent des médicamens qui leur sont ordonnés.

Un usage blâmable, réprouvé par le sens commun, fait souffrir, au grand désavantage des malades, que la plupart des médecins de nos jours négligent de préparer eux-mêmes les médicamens qu'ils prescrivent, au lieu de suivre à cet égard l'exemple du père de la médecine, *le célèbre Hippocrate.* Or, sont bien sots ou de bien mauvaise foi, ceux qui disent que le médecin, qui prépare les remèdes qu'il ordonne, est un charlatan; car il est constant qu'un *loyal médecin* ne peut, sans manquer à son devoir, sans exposer ses malades à des dangers, se dispenser de confectionner *lui-même* les remèdes qu'il prescrit, afin de pouvoir compter sûrement sur leurs vertus. (*Voyez* dans l'ouvrage le développement donné aux assertions ci-dessus, et les autorités irréfragables, citées à ce sujet, pag. 7 jusques et compris la page 14.)

RÈGLE A OBSERVER

DANS LA MANIÈRE DE VIVRE PAR RAPPORT A LA SANTÉ.

Le régime paroît avoir donné la première idée de la médecine. Tout le monde convient de la nécessité et de l'importance du régime dans les maladies. Il consiste dans le choix prudent et l'usage raisonnable de ce qui est avantageux au corps pour entretenir la santé, et la rétablir lorsqu'elle est intervertie. Le régime demande des soins et de l'exactitude. C'est souvent pour avoir enfreint les règles à cet égard, que le mal devient dangereux, difficile à guérir, et même dans beaucoup de cas mortel. La médecine opératoire est grandement secondée par l'observation d'un régime diététique rationnel, et la médecine générale ou interne lui doit ses succès. Or, nos lecteurs ne sauraient trop méditer les règles à observer dans la manière de vivre par rapport à la santé. (*Voyez* pag. 15 et suivantes.)

CAUSE PRIMORDIALE

DES ALTÉRATIONS DE LA SANTÉ, ET INDICATION DU REMÈDE ESSENTIEL.

Un principe morbide de destruction inné est la cause primordiale des altérations de la santé et des maux qui affligent si fréquemment l'espèce humaine, et en précipitent les individus plus ou moins prématurément dans l'abîme de la mort.

La cause primordiale de désorganisation est d'autant plus destructive qu'en outre de son action permanente, elle est provoquée par le concours des causes secondaires ou accidentelles, dépendantes de l'influence exercée par les mouvemens des globes célestes, par les intempéries atmosphériques, par les émanations putrides, pestilentielles et contagieuses des contrées et des lieux, et aussi par l'intempérance. Bien qu'entraînés par une force surnaturelle vers la tombe, évitons d'y tomber trop tôt de notre faute Opposons à l'action du principe de destruction inné, les précautions capables de le restreindre et de prolonger la durée de notre existence jusqu'à l'âge le plus avancé, tel que le permet l'ÊTRE-SUPRÊME, dont l'ineffable bonté suggère à la raison de l'homme les susdites précautions, par l'entremise desquelles il lutte temporairement avec quelques avantages contre sa désorganisation. L'altération de la santé est ce qu'on entend par maladie, n'importe sous quelles nuances, sous quels figures et phénomènes le mal se manifeste; c'est toujours le principe morbide inné, dont la tendance perpétuelle à la corruption fait éclore et propage l'universalité des innombrables symptômes du mal, protée dans ses divers aspects, dans lesquels l'erreur des uns et la mauvaise foi des autres prétend voir autant de maladies différentes, ce dont le vain savoir fait un étalage trompeur qui voile la vérité, en impose aux pauvres d'esprit, et profite à ceux qui trafiquent aux dépens des êtres crédules qui ne peuvent se figurer *combien la médecine peut être résumée et réduite au nécessaire*, tandis que l'expérience nous manifeste le remède éradicatif (universel) dans la classe des substances évacuatives et purgatives. Ce point de doctrine, éclairé par des milliers d'observations, ne laisse rien à désirer. Tout le monde sait que la plupart des maladies n'ont lieu que faute de les avoir prévenues ou de s'en être préservé par la tempérance et le recours, de temps à autre, à la purgation. Il est d'observation également vulgaire, qu'on commence le traitement des maladies par l'administration des médicamens évacuans et purgatifs. On purge aussi dans le cours des maladies, et l'on répète encore la purgation à la fin du traitement, pour consolider le retour de la santé. Donc, la purgation est le remède le plus souvent nécessaire, *le remède essentiel*. Toutefois, *il ne faut pas en abuser par un usage excessif ou trop fréquent*; et encore faut-il s'accorder sur l'élection de la substance douée de cette propriété médicinale par excellence.

Ce but est rempli depuis cinquante ans à l'égard des personnes des deux sexes qui, soit par précaution ou par besoin, ont recouru à l'usage du Biscuit-Médicinal, dont est ici question. (*Voyez* page 37 et suiv.)

BISCUIT-MÉDICINAL-LE-PELLETIER,

Par le moyen duquel, depuis cinquante ans, les personnes des deux sexes et de tout âge se purgent parfaitement, avec facilité, sans répugnance, mieux qu'avec toute autre médecine. Ce qui engage par amour du bien public, ceux qui en ont vu ou éprouvé les bons effets, d'en recommander l'usage salutaire à leurs connoissances. (*Voy.* pag. 42 et suiv)

Vertus du Biscuit-Médicinal.

Depuis cinquante ans, le public et les médecins ont constamment remarqué que le Biscuit-Médicinal dont est ici question, mérite la préférence et qu'on le substitue avec avantage à tous les autres purgatifs connus, parce qu'il est plus facile à prendre, en raison de son goût délicat, et qu'il opère sûrement et avec douceur. Comme dépuratoire et purgatif de précaution, il préserve de maladie, en réduisant la plénitude humorale, en évacuant les matières corrompues et morbifiques dont l'accumulation cause la plupart des maladies. Ce Biscuit divise et résout merveilleusement les humeurs, dissout les obstructions, évacue la bile et les glaires, réveille l'appétit; on y a recours avec succès contre les vers de toute espèce. Il convient pour préparer à la vaccine, après la petite vérole, après la rougeole, durant la grossesse des dames qui ont besoin d'être purgées; il est très-efficace après l'accouchement, et durant l'époque critique, et lorsqu'elles ont perdu leurs règles. Il remédie aux migraines, aux rhumes, aux maux de lait, aux accidens qui accompagnent l'époque critique, contre les fièvres et toutes les maladies qui dépendent de plénitude. Il rétablit l'équilibre dans les fonctions des organes, de l'harmonie desquels résulte la santé, etc.; ce qui lui mérite la confiance universelle et la vogue la plus permanente.

Le véritable Biscuit-Médicinal du médecin M. P. Le Pelletier est inaltérable par le temps. Ce qui le prouve, c'est qu'il en est fait des envois dans toutes les parties du monde, et que l'Auteur en a fait revenir des Grandes-Indes (*après quinze ans de fabrication et de voyage par mer*), qu'il s'est administré à lui-même et à différentes personnes qui en ont éprouvé les mêmes effets que s'il avoit été confectionné tout récemment.

Ce Biscuit se vend 60 c. ou 12 sous la pièce, cependant on fait une remise honnête aux personnes qui en font provision de quelques douzaines pour leur usage et pour en faire part à leurs connoissances, aux marins et aux étrangers qui en portent dans les différentes parties de l'univers.

La grande vogue justement méritée dont jouit le véritable Biscuit-Médicinal-Le-Pelletier a éveillé la cupidité effrénée d'un nombre incalculable de contrefacteurs, dont le public ne peut se garantir d'être dupe et victime qu'en se procurant lesdits Biscuits, suivant les indices ou l'ordonnance qui se distribuent chez l'Auteur, M. P. Le Pelletier, médecin-consultant, place de l'Ecole, n° 4, aboutissant à la rue de l'Arbre-Sec, près le Pont-Neuf, quartier du Louvre, à Paris. (*Il ne reçoit que les lettres affranchies.*) *Voy.* pag. 48 et suiv., exposant les *attestations authentiques, concernant le Biscuit-Médicinal-Le-Pelletier*, et, pag. 54 et suiv., une anecdote remarquable à ce sujet.

THÉ ÉCLÉTIQUE INDIGÈNE DU MÉDECIN LE PELLETIER.

Le Thé éclétique indigène Le Pelletier est la combinaison gracieuse des simples les plus utiles à la santé, tels que les pétales de fleurs d'oranger, de mauves, de petite centaurée, de buglose, les feuilles de germandrée, de mélisse mâle, de petite sauge et de botrys, etc. Les personnes instruites le préfèrent au thé chinois, et en usent de même au déjeuner et l'après-dîner. MM. les médecins lui trouvent des propriétés supérieures plus en rapport aux besoins et à la constitution des Européens, ce qui le rend plus salutaire et préférable au thé de la Chine.

Vertus du thé éclétique.

Le Thé éclétique indigène Le Pelletier délaie le sang, dissipe les glaires, facilite la circulation, purifie les humeurs, résout les obstructions, les rhumes, remédie aux maladies de poitrine, aux maux de nerfs, dissipe les vapeurs, les migraines, est salutaire contre les convulsions des enfans, chasse les vents, corrige la bile, porte remède aux maux de lait, aux fleurs blanches, facilite l'écoulement des règles et fortifie l'estomac, etc.

Pour garantir le public de fraude, le Thé éclétique Le Pelletier se débite seulement chez J. B. Leclert, herboriste-grainetier, rue des Ballets, n° 1, près la rue Saint-Antoine et la Force, à Paris. Prix : 1 fr. la boîte, avec l'ordonnance concernant la manière de l'employer. (Pour plus ample instruction, *voyez* l'ordonnance, pag. 65 et suiv.)

TABLETTES PECTORALES-HORTENSIA,

Selon la recette de M. P. Le Pelletier, *médecin consultant*.

Ces tablettes sont aussi agréables au goût, qu'efficaces pour soulager et guérir les asthmatiques, résoudre et dissiper les rhumes nouveaux et anciens, les toux nerveuses, les coqueluches, et tous les maux de poitrine.

Prix: 15 s. l'once, et 30 s. la boîte de 2 onc.

Nota. Pour la manière d'en user et la dose, *voyez* l'ordonnance, pages 70 et suivantes.

GRAIN ODONTALGIQUE,

Faisant promptement cesser les vives et déchirantes douleurs du mal de dents.

L'excessive souffrance occasionnée par le mal de dents, engage trop souvent à se les faire arracher; alors on se prive des instrumens de la mastication préparateurs des bonnes digestions; on détruit les soutiens et l'ornement de la figure; on s'expose à des hémorragies dangereuses et autres accidens dont on peut se préserver par le recours à l'application du grain odontalgique, possédant la vertu de faire cesser comme par enchantement les douleurs atroces du mal de dents. (*Voyez* pag. 72 et 73.)

POMMADE OPTHALMIQUE,

Qui rafraîchit, fortifie la vue et remédie aux maux d'yeux. (Voy. pag. 74.)

ELIXIR BALSAMIQUE,

CORDIAL, ODONTALGIQUE ET COSMÉTIQUE, *surnommé* EAU D'OR.

S'administre en qualité de corròboratif stomachique contre les foiblesses et les maux d'estomac, contre les vents et les digestions difficiles, la suppression accidentelle et l'écoulement pénible des règles, et comme *liqueur de santé*, après le repas, etc. etc. (*Voir* l'ordonnance à ce sujet, relativement à ses autres vertus, pag. 75 et suivantes.)

LINIMENT COSMÉTIQUE, DÉPURATOIRE,

Incomparable et unique pour guérir les dartres, les pustules, les vieux ulcères, les croûtes laiteuses, l'engorgement des glandes, etc.

(*Voir* l'ordonnance et les observations curieuses à ce sujet, pag. 78 et suivantes.)

REMÈDE

CONTRE LES HERNIES OU DESCENTES.

—

Trop souvent encore de nos jours, la mauvaise foi, la crédulité et l'ignorance préconisent de vains topiques contre l'incommodité sérieuse que nous avons ici pour objet; incommodité qui attaque inopinément et met dans le plus grand danger la vie des personnes des deux sexes, de tous les âges et de toutes les classes de la société, parce que nul ne peut éluder les causes accidentelles si fréquentes de cette infirmité, puisqu'un rhume, des quintes de toux, un faux pas, une chute, les ris immodérés, l'éternument, les cris, les efforts pour aller du ventre, les habillemens trop serrés, le cahot des voitures, les secousses du cheval, l'exercice de la danse, les armes, l'intempérance des passions, la colère, la grossesse, le travail et les suites de l'accouchement, l'épuisement et la maigreur qui succèdent aux maladies, la délicatesse de l'enfance, la foiblesse de l'âge avancé, des dispositions individu lles, donne lieu aux hernies, dites vulgairement descentes.

Relativement au véritable remède de cette infirmité, *voyez* dans l'ouvrage l'article qui en traite, pag. 89 et suivantes.

TOPIQUE BALSAMÉ

ANTI-GOUTTEUX,

de M. P. Le Pelletier, Médecin.

Ce topique a la vertu d'attirer de l'intérieur à l'extérieur la phlegmasie goutteuse du système des vaisseaux blancs ; d'éloigner des centres vitaux, en la dirigeant sur les pieds, toute la matière morbifique, de déterminer d'abondantes transpirations locales, qui, donnant une issue à ladite matière morbifique, délivrent de la goutte. (*Voyez* l'ordonnance de traitement à ce sujet, pag. 95 et suivantes.)

TRAITEMENT

ET REMÈDE DÉPURATOIRE SUPRÊME,

Facile à s'administrer soi-même, contre la plupart des maux qui accablent l'espèce humaine, tels que les migraines et les maux d'yeux rebelles, les maux de nerfs, les maux dits lait répandu, le vice scrofuleux (les écrouelles), l'engorgement et l'obstruction des glandes, du foie, le squirre et le cancer des seins, du pylore, l'ulcère de la matrice, les fleurs blanches de mauvais caractère, les écoulemens siphilitiques (vénériens), les chancres, les excroissances, les pustules, les dartres, les exostoses, les rhumatismes et autres douleurs, la pulmonie, l'étisie, etc. etc. etc.

L'origine plus ou moins occulte de la plupart des maux dont l'ignorance, l'incurie et l'intempérance rendent la source plus féconde, et l'insuccès des traitemens partiels, passagers, insuffisans, qu'on leur oppose, induit à l'erreur pernicieuse de réputer incurables plusieurs de ces maux, tandis qu'il est d'expérience qu'on en triomphe par le recours et l'emploi persévérant du régime et du remède spécifique fondant, résolutif, dépuratif, doué de la vertu de neutraliser et d'expulser le principe virulent qui caractérise et suscite lesdits maux. (*Voyez* pag. 100 et suivantes.)

Nota. — Les malades qui auront quelques doutes ou qui se trouveront embarrassés, s'adresseront, soit en personne, soit par commission ou par lettre (*port payé*), à M. Le Pelletier, médecin, au bureau de Consultations-Médicales, place de l'Ecole, n° 4, aboutissant à la rue de l'Arbre-Sec, attenant le quai de l'Ecole, quartier du Louvre, à Paris.

MANIÈRE

DE GUÉRIR LA GALE

Avec le liniment, ou avec l'eau anti-psorique dépuratoire, de M. Le Pelletier, médecin cousultant. (*Voyez* pag. 111 et suivantes.)

PROPOSITION

Tendante à limiter le nombre des médecins en raison de la population, de les exempter de la Conscription militaire et de la patente, pour exercer l'art de guérir. (Voir les *motifs* à ce sujet, pag. 125 et suivante.)

CONSIDÉRATIONS

TRÈS-IMPORTANTES, *concernant les Médecins et les Apothicaires.* (Voir pag 130 et suivantes.)

IDÉES

D'amendemens aux lois concernant l'exercice de l'art de guérir. (*Voy.* pag. 139 et suiv.)

Attente déjouée et Déclaration. (Voyez pag. 141 et suiv.;

CONCLUSION.

—

L'ANALYSE qui précède n'expose que l'idée sommaire, superficielle, et par conséquent insuffisante de l'ouvrage qu'on a en vue. Donc, pour en connoître toute la valeur, et se mettre en état d'en recueillir, au besoin, tout le bien possible, soit pour soi-même, soit pour les siens ou pour ses amis, il faut l'avoir en propre, le lire entièrement, avec attention et réflexion... Quel sujet, en effet, est plus universellement intéressant, plus digne des méditations des personnes sensées, que celui qui fait la matière du livre justement intitulé **TRÉSOR DE LA VIE**, puisqu'il a pour objet la conservation de la santé, son rétablissement, lorsqu'elle est intervertie, et la prolongation de la vie.

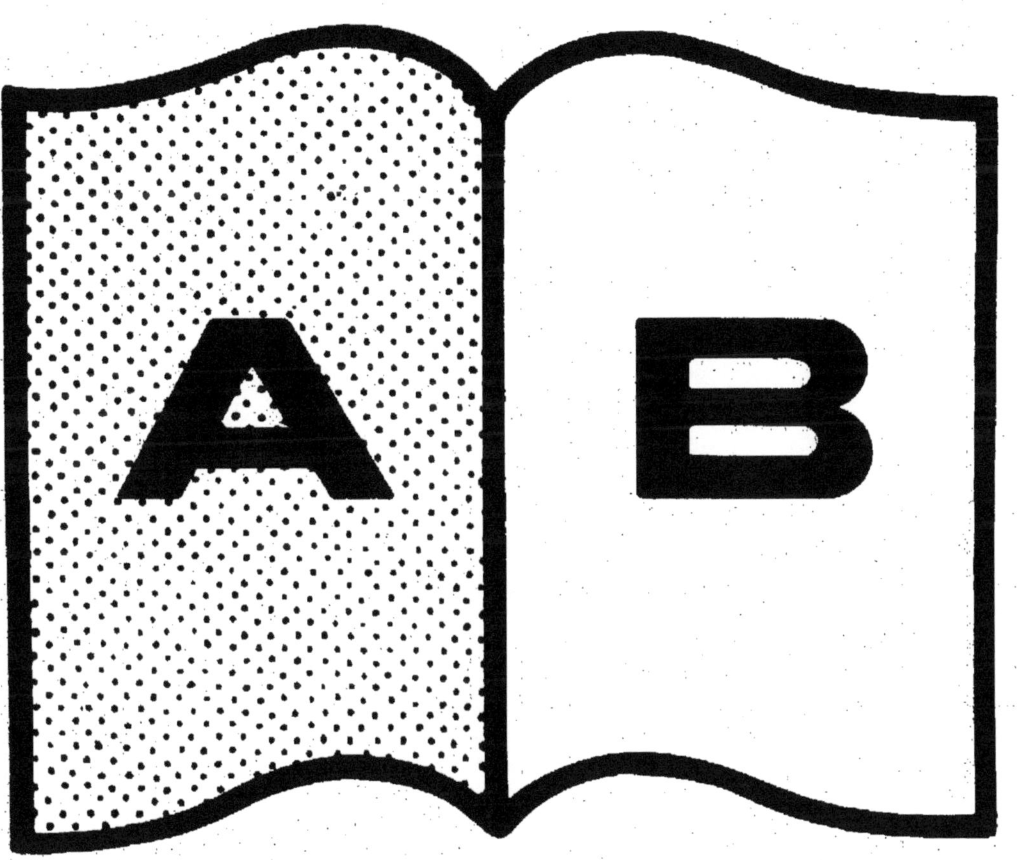

Contraste insuffisant

NF Z 43-120-14

www.ingramcontent.com/pod-product-compliance
Ingram Content Group UK Ltd.
Pitfield, Milton Keynes, MK11 3LW, UK
UKHW020229200726
13856UKWH00004B/1675

9 782013 582667